ALÉM DA PREVENÇÃO

Dicas médicas para fortalecer as suas defesas naturais contra o **CORONAVÍRUS**

Dr. Edmond Saab Junior

Além da prevenção

1ª edição: Março 2020

O conteúdo desta obra é de total responsabilidade do autor e não reflete necessariamente a opinião da editora.

Autor:
Dr. Edmond Saab Junior

Projeto gráfico:
Jéssica Wendy

Revisão:
3GB Consulting

DADOS INTERNACIONAIS DE CATALOGAÇÃO NA PUBLICAÇÃO (CIP)

Saab Junior, Edmond.
Além da prevenção : dicas médicas para fortalecer as suas defesas naturais contra o coronavírus / Edmond Saab Junior. -- Porto Alegre : CDG, 2020.
144 p.

ISBN: 978-65-5047-037-1

1. Coronavírus - Prevenção . 2. Sistema imunológico. 3. Alimentação. 4. Saúde. I. xxx. II. Título.

20-1612 CDD - 614.5

Angélica Ilacqua - Bibliotecária - CRB-8/7057

Produção editorial e distribuição:

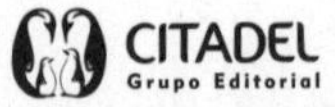

contato@citadeleditora.com.br
www.citadeleditora.com.br

ALÉM DA
PREVENÇÃO

Dicas médicas para fortalecer as suas
defesas naturais contra o **CORONAVÍRUS**

Dr. Edmond Saab Junior

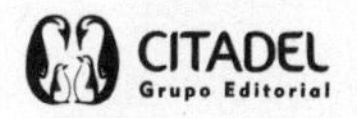

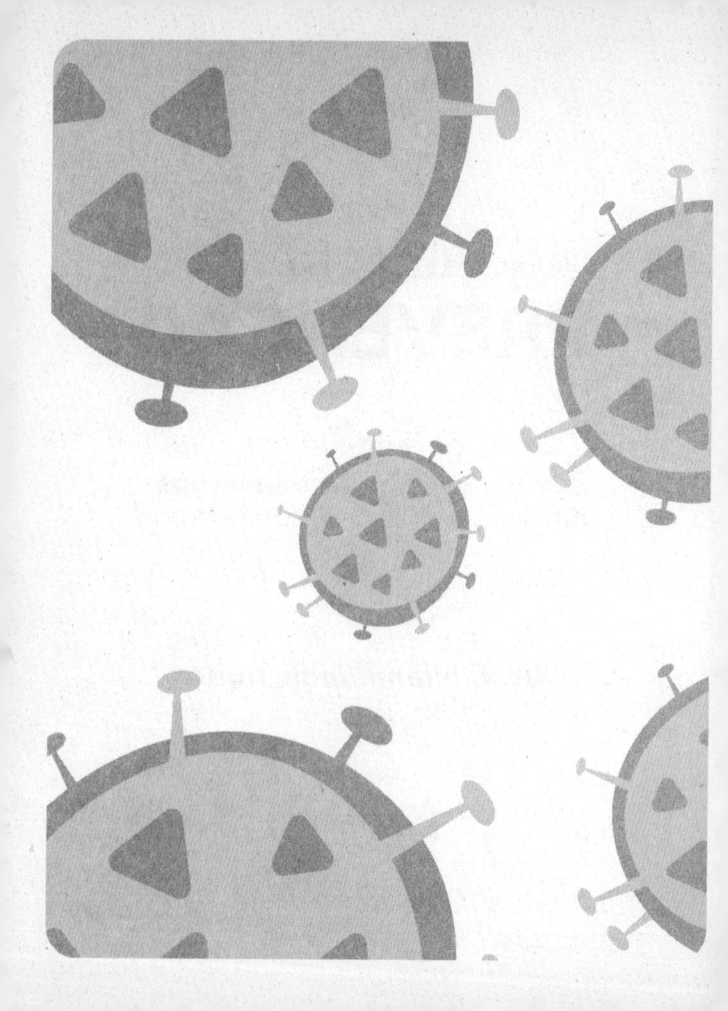

Agradecimentos

Agradeço a todos os entes queridos, parentes, amigos e pacientes pela compreensão da minha ausência nas últimas semanas, em que me dediquei a escrever este livro a vocês. Aos meus três filhos, que são minha grande inspiração, e, dentre eles, em especial à Dra. Juliana Saab, apaixonada por dermatologia, estética e tricologia (saúde dos cabelos), mas que, nos últimos anos, aprendeu com muito afinco que a saúde provém de dentro para fora e construiu uma visão vasta da medicina funcional – e que me ajudou bastante neste projeto.

Ao grande médico Dr. José Felippe Júnior, que é sempre fonte de inspiração, e sua obra maravilhosa Oncologia médica: fisopatogenia e tratamento. *À Citadel Editora, por ter lançado o meu livro* Os segredos da longevidade *e por ter me dado a oportunidade de escrever este livro.*

SUMÁRIO

— 28 de fevereiro de 2020 —

A Organização Mundial da Saúde eleva o risco global (do coronavírus) de alto para muito alto.

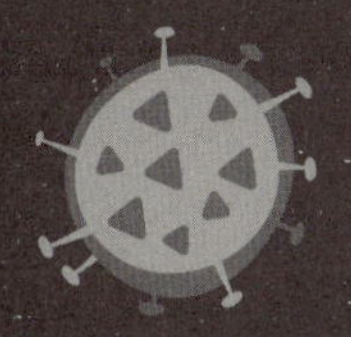

“Não estamos subestimando o risco”, afirma o diretor-geral da OMS

(Tedro Ghebreyesus)

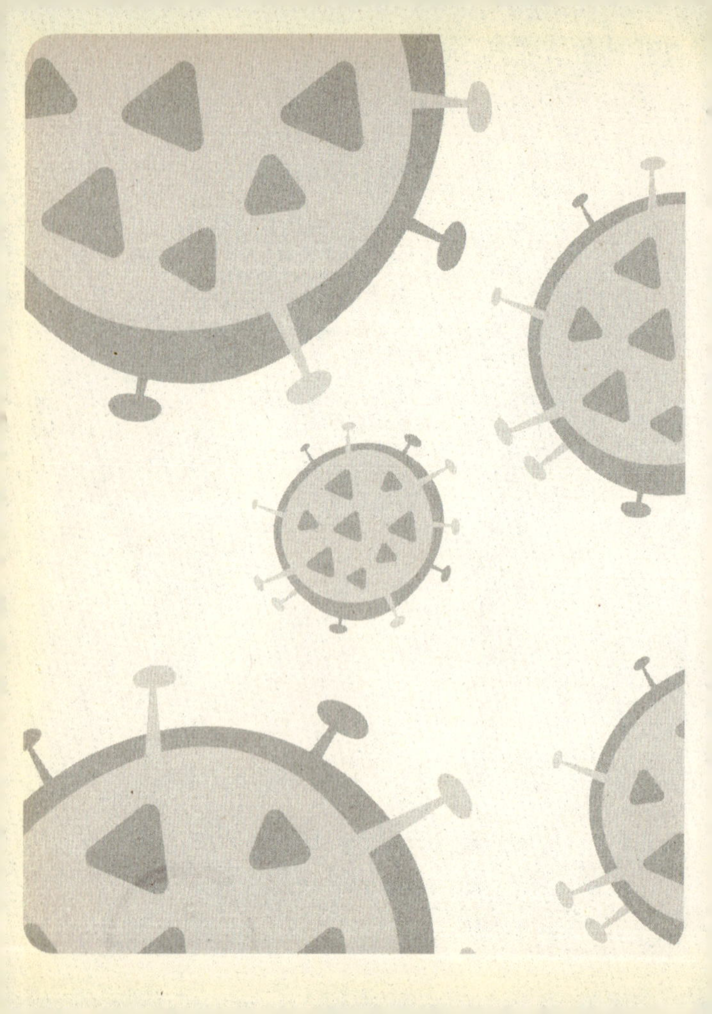

Introdução

Você está aguardando a vacina ou o medicamento específico contra o coronavírus? Acredita que só esse método será eficaz para protegê-lo? A vacina será segura em médio ou longo prazo para a nossa saúde? Então a cada dois, três anos, vamos aguardar uma nova vacina para vacinar toda a humanidade contra uma nova peste? Conhece algum tratamento medicamentoso que não traga efeitos colaterais? Será esse nosso destino? Se não é isso que quer, este livro o ensinará a fazer sua parte.

As vacinas clássicas eram feitas com pequenas porções do próprio vírus ou outros agentes infecciosos com a patogenicidade muito atenuada, simplesmente para que nosso sistema imunológico criasse anticorpos contra esses agentes. Mas como funcionam as vacinas genéticas atuais, criadas para agilizar o processo de desenvolvimento?

São feitas com genes sintéticos, moléculas de DNA artificiais, que poderão talvez modificar nossa própria estrutura genética, podendo ou não levar a consequências a médio ou longo prazo, que não sabemos e não conhecemos. Será mesmo esse o melhor caminho para nossa saúde?

Agora, e se formos capazes de utilizar ao máximo a ferramenta mais maravilhosa que a natureza nos deu e que possibilita a vida: **o sistema imunológico**. Sem ele teríamos de viver dentro de bolhas assépticas e não sobreviveríamos mais que uma década.

Quero mostrar a você vários fatores que predispõem o aparecimento e a evolução de doenças, por que alguns são mais propensos a desenvolvê-las do que outros, sejam elas doenças agudas, como infecções, sejam elas doenças crônicas. Vamos percorrer juntos nestas poucas páginas os caminhos que nos levam à prevenção, incluindo vários aspectos sobre os quais não somos adequadamente orientados pelas autoridades responsáveis, e o porquê disso.

O mais importante é que, ao terminar esta leitura, cada um vai ter as ferramentas mais importantes para a prevenção do coronavírus e, ao mesmo tempo, para todas as doenças infecciosas ou não, como as doenças crônicas que nos assolam e matam, entre elas, as doenças cardiovasculares, diabetes e até câncer.

Então, perceberão por que, em uma classe escolar com cinquenta crianças, na qual uma se encontra com gripe e sintomas presentes, somente meia dúzia das cinquenta será contaminada ou desenvolverá os sintomas e as outras crianças não. O Covid-19, uma doença respiratória aguda que pode ser mais grave em idosos, pessoas que tenham outras doenças e, principalmente, para quem tem baixa imunidade, ainda não tem tratamento específico, então, mãos à obra quanto à prevenção.

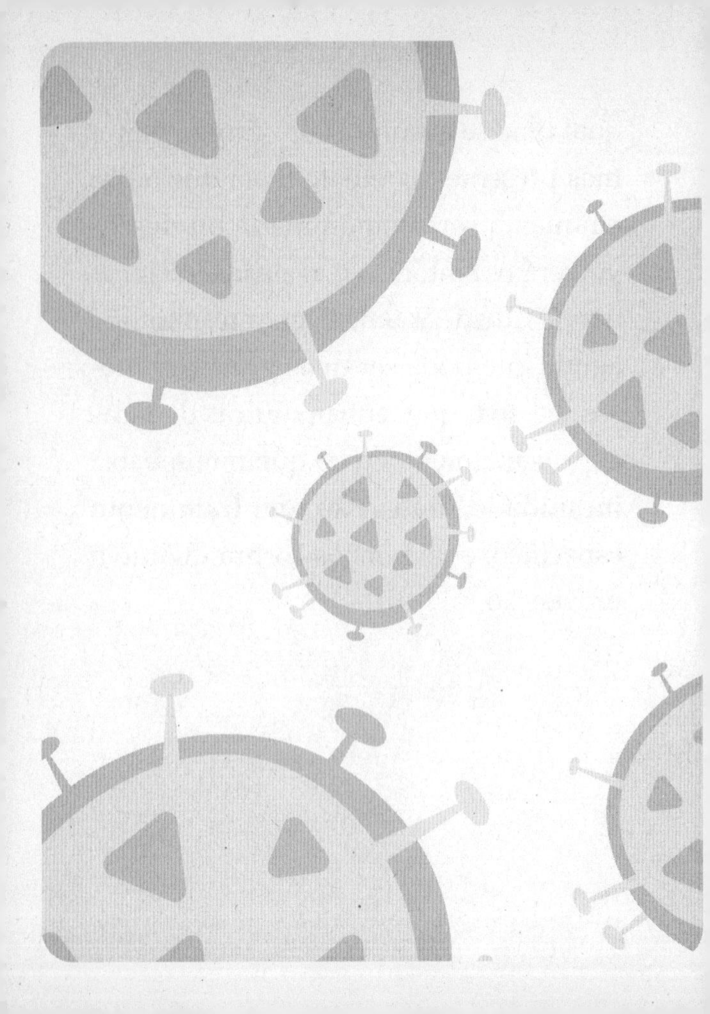

Breve histórico do coronavírus

A Organização Mundial da Saúde (OMS) declarou emergência de saúde pública de interesse internacional pela pandemia do novo Covid-19, que ficou conhecido como coronavírus. O vírus começou a circular no fim de dezembro de 2019 em Wuhan, cidade com 11 milhões de habitantes localizada na China central. Os relatos iniciais indicavam que uma "doença misteriosa" estava infectando as pessoas rapidamente, desencadeando pneumonia. Em janeiro de 2020, a China anunciou as primeiras mortes e, na sequência, o crescimento desenfreado de registros.

Em seguida, o ainda surto voltou a ganhar contornos dramáticos na Itália. O Carnaval de Veneza, um dos mais tradicionais do mundo, foi cancelado, assim como eventos esportivos e desfiles de moda foram interrompidos ou transmitidos apenas pela internet.

Com o passar das semanas e o deslocamento das pessoas, o vírus foi se alastrando e atingiu todos os continentes. Eventos foram adiados, rotas internacionais de voo interrompidas, bilhões de dólares, euros e diversas outras moedas em prejuízo e retração por conta dos cancelamentos, adiamentos e controle de exportações.

No dia 23 de fevereiro, o Brasil entrou em alerta para risco de transmissão do coronavírus. Dois dias depois, o país confirmou o primeiro caso da doença, de um homem de 61 anos que viajou a trabalho para a Itália. O país reconheceu "emergência de saúde pública em território nacional" por causa do avanço da doença, elevando o grau de risco ao nível 3, o mais alto na escala.

A hipótese mais provável é que a fonte primária do vírus seja animal e que ele tenha começado a circular em um mercado de frutos do mar em Wuhan, na China. Nesse mercado, além de frutos do mar, são vendidos animais silvestres vivos, como morcegos. Autoridades ainda não confirmaram qual foi o suposto animal infectado ou como a transmissão teve início, mas um estudo feito por pesquisadores chineses mostra que o surto pode ter começado em cobras ou morcegos. Coronavírus são uma grande família de vírus responsáveis por causar doenças em humanos. A maioria circula em animais como camelos, gatos e morcegos.

Segundo o Centro de Controle e Prevenção de Doenças dos Estados Unidos, os coronavírus animais raramente podem evoluir, infectar pessoas e se espalhar, como foi observado durante os surtos da Síndrome Respiratória do Oriente Médio (Mers, na sigla em inglês) e da Síndrome Respiratória Aguda Grave (Sars, na sigla em inglês) – esta última surgiu na China e deixou, entre 2002 e 2003, mais de 800 mortos ao redor do mundo. Isso geralmente acontece quando um ou mais vírus sofrem uma mutação e dão origem a uma nova cepa. Segundo o mesmo estudo chinês que apontou a origem da transmissão em cobras, o novo coronavírus pode ter surgido por meio de uma recombinação de dois outros vírus da mesma família, um deles vindo dos morcegos.

Quatro coronavírus são conhecidos desde a década de 1960:

- HCOV-221E,
- HCOV 0243,
- LM 63 e
- HK V1.

Os sintomas mais frequentes desse novo vírus são febre, tosse, dificuldade respiratória, dor no corpo. O tempo médio de incubação varia de 5 a 10 dias, e a taxa de mortalidade é de 2%, que ocorre de forma muito mais evidente em pacientes idosos (90% das mortes estão nesse grupo), debilitados e com várias outras doenças crônicas.

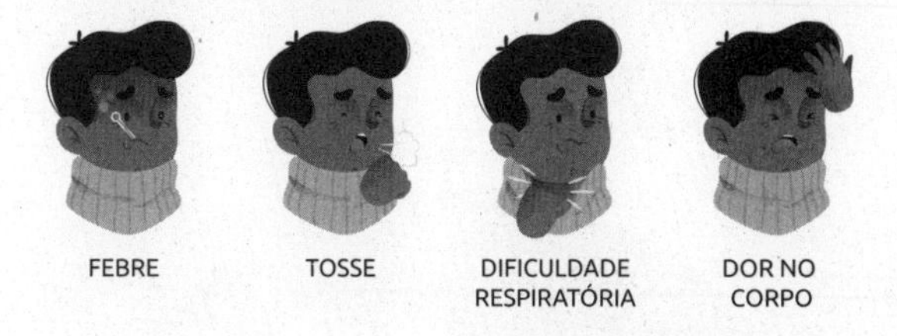

A capacidade de contaminação é de um doente transmitir para duas a três outras pessoas (como parâmetro de comparação, o sarampo contamina dezoito pessoas com apenas um infectado).

Agora vamos comparar o índice de mortalidade de 2% do Covid-19 com o de outras viroses:

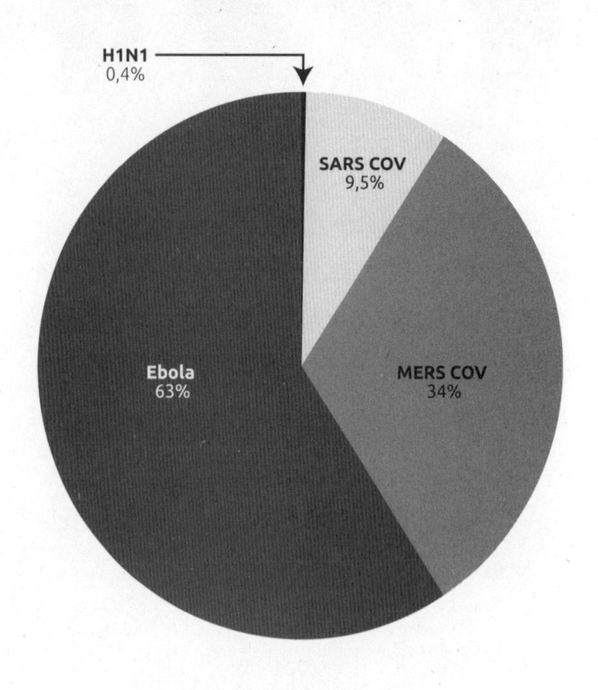
H1N1
0,4%
SARS COV
9,5%
MERS COV
34%
Ebola
63%

Não nos esqueçamos de que vários outros vírus causam infecções semelhantes do trato respiratório, e a prevenção para todos eles é a mesma do Covid-19. Vírus sincicial respiratório, Adenovírus, Influenza A e B e Parainfluenza tipo 1, 2 e 3, Rinovírus e uma infinidade de outros que são tratados normalmente apenas como gripe ou resfriado.

Sabe-se que a transmissão pode ocorrer pelo ar ou por contato com secreções contaminadas, como gotículas de saliva, espirro, tosse, catarro, aperto de mão e contato com objetos ou superfícies contaminadas seguido de contato com boca, nariz ou olhos.

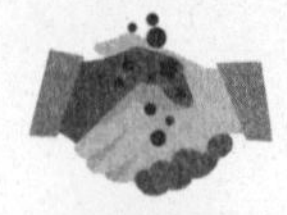

CONTATO HUMANO

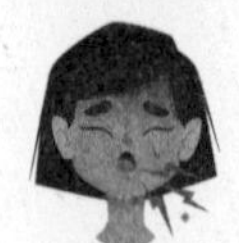

TRANSMISSÃO PELO AR

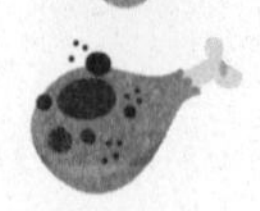

SUPERFÍCIES CONTAMINADAS

Não há vacina nem medicação específica para o vírus. Para reduzir o risco, devem-se adotar medidas simples de higiene:

- lavar as mãos com frequência, principalmente antes de consumir alimentos;

- utilizar lenço descartável para higiene nasal;
- cobrir nariz e boca quando espirrar ou tossir;
- evitar tocar mucosas de olhos, nariz e boca;
- não compartilhar objetos de uso pessoal;
- manter os ambientes bem ventilados;
- evitar contato próximo com pessoas que apresentem sintomas ou sinais da doença;
- ficar em casa se tiver resfriado ou gripe;
- quando possível, evitar aglomerações.

As máscaras cirúrgicas podem ajudar a evitar a proliferação de infecções quando usadas corretamente. Segundo a Anvisa,

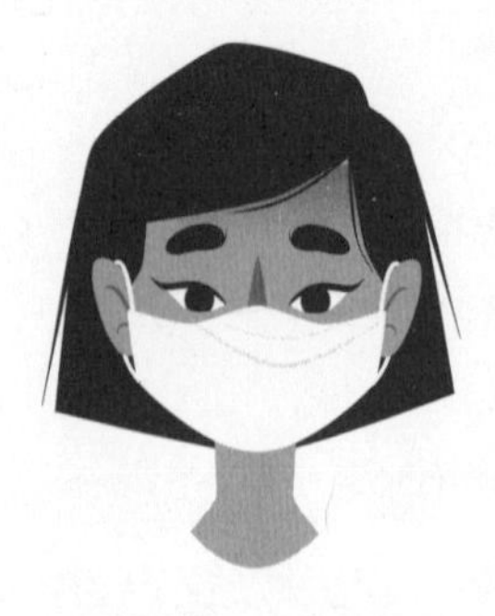

elas impedem que as gotículas respiratórias de tosses e respiros, bem como substâncias do sangue, entrem na boca e no nariz. No entanto, não há evidências científicas de alta qualidade que indiquem a eficiência das máscaras fora dos hospitais. Além disso, elas não protegem a pessoa de patologias transmitidas por micropartículas, como é o caso do coronavírus e do sarampo, por exemplo. Portanto, lavar as mãos, evitar pessoas doentes e fortalecer o sistema imunológico são atitudes muito mais importantes.

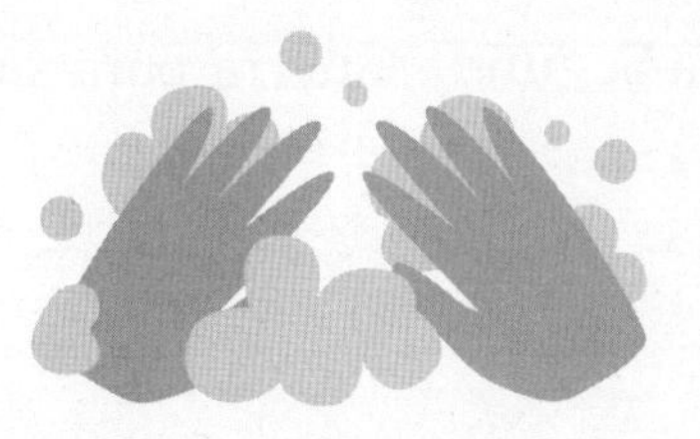

Dica importante: a água oxigenada 10 volumes é excelente para higienizar equipamentos de uso pessoal, superfícies e as próprias mãos. Barata, fácil, prática e mais eficiente do que o tão conhecido álcool em gel. Seu princípio ativo é o peróxido de hidrogênio, uma substância descrita há mais de duzentos anos por Louis Jacques Thenard. Um poderoso antisséptico, foi utilizado na Primeira e na Segunda Guerra para salvar vidas.[1]

---

1 Azevedo, F.H.F., Leite, R.C. Peróxido de hidrogênio. Editora Rosa Vermelha, 149 páginas.

Receita:

- 2 partes de água limpa para 1 de água oxigenada (ex: 100 ml de água para 50 de oxigenada)

Você pode produzir uma quantidade maior e utilizar com um borrifador para desinfetar o que quiser!

Potencialize as defesas naturais para combater o Covid-19

É evidente que todos esses cuidados mencionados acima são de vital importância, e todos nós precisamos, enquanto sociedade, fazer a nossa parte pelo nosso bem e pelo bem comum de todos aqueles que dividem a vida em nosso planeta. Todavia, agora esse vírus já está instalado e muitos serão infectados. Eu, você, nossos entes e amigos. Todos estamos expostos. Então, não seria mais inteligente estar preparado com um exército mais forte do que o do vírus? A melhor maneira de vencer uma guerra é evitando-a. Mas, nesse caso, não temos mais essa opção. Agora, a melhor maneira é fortalecer o seu exército, as suas defesas e os seus batedores, para que resistamos e sejamos capazes de suportar o ataque sem maiores problemas. Essa e outras infecções virão, e precisamos estar preparados. Nosso corpo conta com defesas fantásticas que podem ser potencializadas cotidianamente a partir de hábitos simples, como melhor alimentação, suplementação, exercícios físicos, limitação de agentes estressantes. Vamos aprender aqui, de uma vez por todas, quais são as práticas e técnicas para vencer essa e qualquer outra pandemia que possa acometer-nos em qualquer tempo.

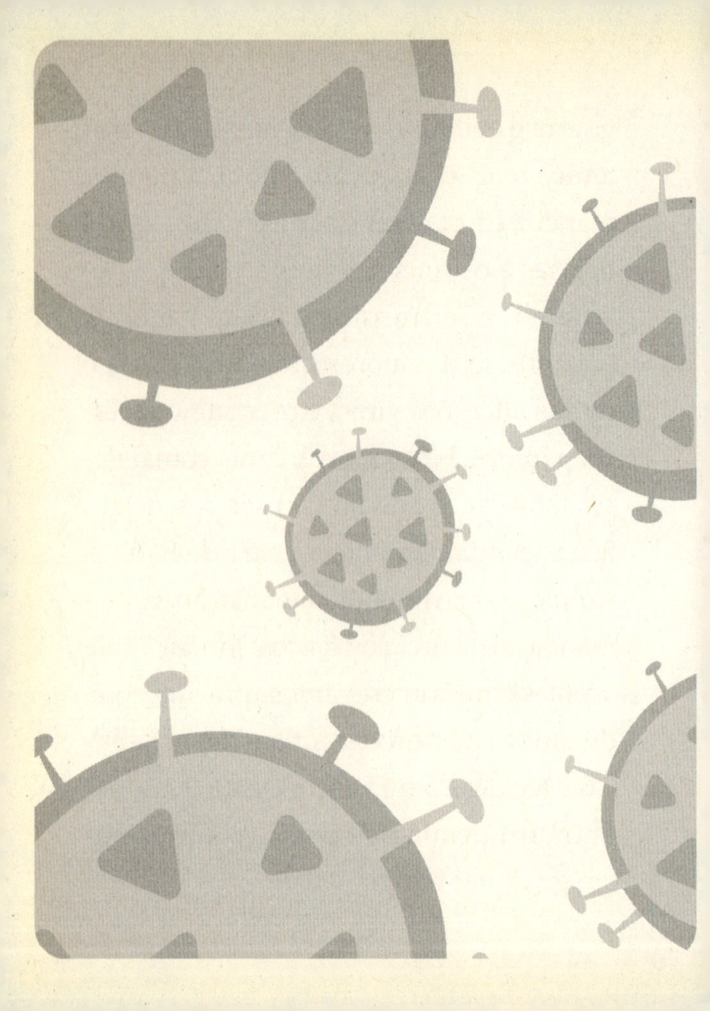

Breve descrição do sistema imunológico

Modulação de sistema imunológico

O sistema imunológico, sistema imune ou imunitário é um conjunto de elementos existentes no corpo humano. Esses elementos interagem entre si e têm como objetivo defender o corpo contra doenças.

O sistema imunológico serve como uma proteção, um verdadeiro escudo ou uma barreira que nos protege de seres indesejáveis, os antígenos, que tentam invadir o nosso corpo. Assim, representa a defesa natural do corpo humano.

Em equilíbrio e funcionando adequadamente, ele torna nosso organismo capaz de reagir de forma eficiente contra microrganismos e células tumorais. Quando encontra-se em desequilíbrio, temos maior suscetibilidade a infecções, câncer, alergias e doenças autoimunes.

Como ele atua

Células apresentadoras de antígenos (macrófagos e outras) são as que informam a presença de invasores. Essas células estimulam a ação dos linfócitos T auxiliares, ou *T helpers*, que são os principais controladores do sistema imune e que vão determinar como o sistema agirá, ou seja, se os linfócitos T vão diferenciar-se em TH-1 (imunidade celular) ou TH-2 (imunidade humoral). A harmonia e a eficiência do sistema imunológico dependem do equilíbrio entre TH-1 e TH-2.

Os minerais,
vitaminas
e fibras
que vão fazer
toda a diferença
na sua imunidade
e saúde estão
presentes só
nos vegetais.

Como podemos otimizar a imunidade por meio da dieta?

Pare de comer lixo

Primeiro passo é dar um tempo com as comidas ou anticomidas que diminuem a nossa imunidade, como:

- alimentos industrializados processados e superprocessados;
- farinhas refinadas, principalmente o trigo. Presentes em pães, massas, bolos e pizzas, representam 20% ou mais de todas as calorias ingeridas no planeta pelos mais de 7 bilhões de habitantes;

No seu processo de fabricação industrial, esses alimentos já perderam grande parte (aproximadamente 70%) dos nutrientes e fibras se comparados com suas formas *in natura*. Eles exigem grande quantidade de energia de nosso organismo para metabolizá-los e eliminá-los sem nos dar nada de bom em troca. Pelo contrário, ainda nos dão uma cascata de problemas, aumentam a necessidade da produção de insulina (hormônio que faz com que isso, que é puro açúcar, entre nas células e informe seu organismo para estocar gordura). Fuja deles imediatamente!

- açúcar;
- adoçante sintético ou açúcar de mesa (sacarose);

Os dois seguem o mesmo caminho: são uma unanimidade científica em termos de lixo alimentar, e não estão contidos somente nos doces; encontram-se presentes nos sucos de caixinha, chás industrializados, refrigerantes, pães integrais, molhos de tomate industrializados, comidas congeladas, cereais matinais, etc. Cuidado com os rótulos; vários outros nomes são dados ao açúcar: açúcares naturais, xarope de agave, xarope de milho rico em frutose, açúcar de fruta, açúcar orgânico, demerara, cristal, mascavo. Nenhum deles é bom para a sua saúde e imunidade. Se quiser adoçar, use somente **stevia pura** (flor) ou **xilitol**.

- frutose e xarope de milho.

Cuidado também com o açúcar derivado das frutas e do xarope de milho rico em frutose. A frutose só é metabolizada no fígado em glicose para ser utilizada como energia ou estocada como glicogênio, quando nossos níveis de glicose estão baixos.

Quando não utilizada, ela é transformada em gordura, que se deposita em todo o seu corpo, fazendo engordar, e o pior, dentro dos seus órgãos, como o fígado – causando a esteatose hepática – e no pâncreas – causando esteatose pancreática. Então, não utilize nada que contenha xarope de milho rico em frutose. Quanto ao açúcar das frutas, não comer grande quantidade de frutas no dia; deve-se comer sempre longe das refeições (entre as refeições, e não como sobremesa), pois seus níveis de glicose vão estar baixos.

Frutas pobres em frutose e ricas em vitaminas que vão beneficiar seu sistema imunológico e sua saúde em geral: caju, lima-da-pérsia, acerola, limão, maracujá.

Ex.: você pode consumir essas frutas *in natura* ou polpa congelada; bater com bastante água e utilizar *stevia*. Uma receita fantástica de água aromatizada.

Por fim, consuma gorduras boas, não as gorduras ruins!

As gorduras boas são de extrema importância para o sistema nervoso, fabricação de hormônios, absorção e condução de vitaminas lipossolúveis (A, E, D e K), sendo as três primeiras diretamente relacionadas ao sistema imunológico.

Boas: peixes de águas frias (ômega 3), óleo de gergelim puro não aquecido para fritura, óleo de coco, coco, leite de coco, óleo de linhaça, azeite, abacate, nozes e outras oleaginosas, óleo de chia, gema de ovo.

Péssimas: margarinas, gorduras trans e hidrogenadas presentes nos produtos industrializados, sorvetes, salgadinhos de pacotes, bolachas, biscoitos recheados, mistura para bolos, pães...

Aumente a quantidade de proteínas vegetais

Dê preferência às proteínas vegetais. Diminua bastante ao menos a ingestão de carne vermelha.

As proteínas vegetais são ricas em fibras, que são o alimento para a sua microflora intestinal (boas bactérias) e aumentam a produção de butirato em seu intestino, onde está grande parte da atividade do sistema imunológico.

O excesso de proteína animal associado à gordura que ela contém provoca

SUCO SAUDÁVEL

Suco que sugiro há décadas, que, além de aumentar seu óxido nítrico, lhe dará probióticos – fibras, pois você não deve coar –, trará saciedade, ajudará na detoxificação de metais tóxicos pela presença da pectina da maçã, dará a energia e o magnésio da clorofila (couve) e o valor anti-inflamatório e antibiótico natural do gengibre.

Receita:

- 1 maçã picada
- 1 xícara de couve picada
- 1 rodela de gengibre
- 1 xícara de beterraba crua

Bata com água no liquidificador e não coe. Pode deixar o excedente tampado para o dia seguinte. Obs.: gosto de acrescentar 1/3 de banana congelada, para melhorar muito o sabor.

**Faça disso uma rotina no seu desjejum, e sua saúde agradecerá!*

o estreitamento das artérias, diminuindo o fluxo de sangue (oxigênio e nutrientes) para todas as células, pois impede que a L-arginina (aminoácido, parte de uma proteína) se transforme no gás óxido nítrico, prejudicando e muito a imunidade (falarei um pouco mais à frente sobre esse gás com você).

Resumindo a questão de como abastecer seu organismo para saúde e imunidade plenas, faça uma dieta baseada em plantas, diminua muito a proteína animal.

Vegetais que melhoram a imunidade

- Crucíferos: couve, couve-flor, couve-de-bruxelas, brócolis, agrião, rúcula, rabanete, repolho, acelga.

São alimentos ricos em enxofre, que se transformam no organismo em mais de cem tipos e isotiocianatos – substâncias com ação estimulante do sistema imunológico, anti-inflamatória e antioxidante. Os isotiocianatos também têm ação antiviral e antibacteriana!

- Cogumelos: todos.

Entre várias outras funções, estimulam o sistema imunológico, melhorando a atividade das células *natural killers* (células do sistema imunológico que destroem patógenos). Fonte rica em proteínas e vitaminas do complexo B.

- Família Allium: cebola, alho, alho roxo, cebolinha verde, alho-poró.

Esses alimentos, quando mastigados, liberam compostos organossulfurados que detoxificam substâncias cancerígenas e melhoram a função imunológica.

- Frutas vermelhas: cereja, morango, amora, mirtilo, framboesa, romã.

Ricas em ácido elágico, um polifenol que é imunoestimulante e antioxidante, e ricas também em betacianina e antocianina (polifenóis), com ação antioxidante, anti-inflamatória, antidiabética e anticâncer.

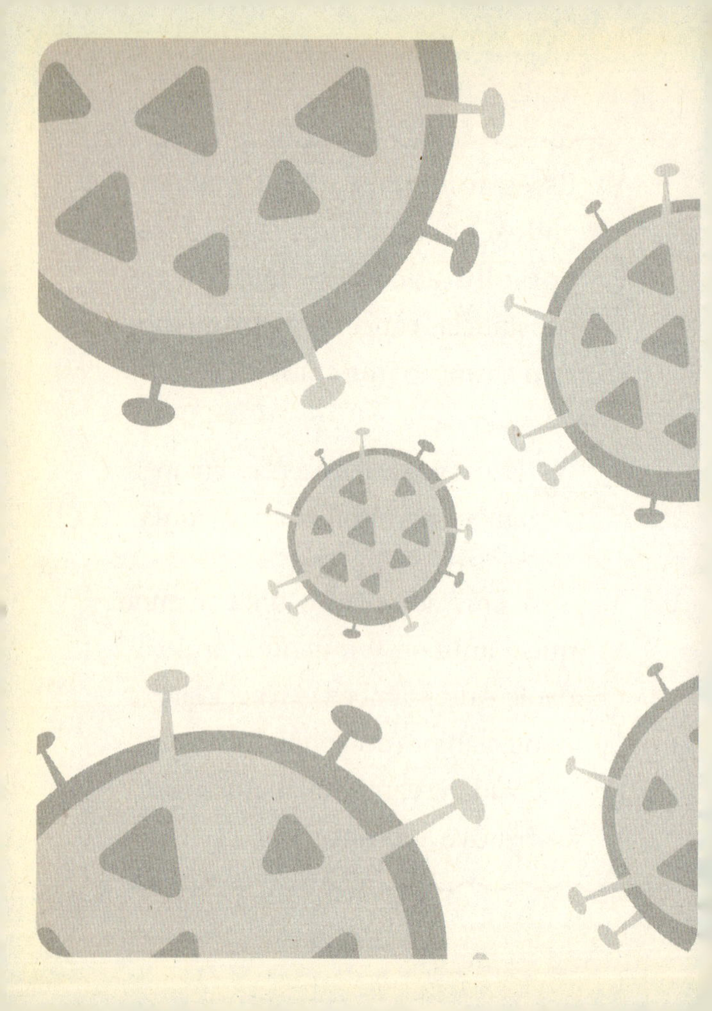

O hormônio vitamina D: uma questão de saúde pública

Hormônios são produzidos em nosso organismo e levam informações para todos os sistemas a partir de seus receptores nas mais variadas células. É exatamente assim que esse hormônio age em nosso corpo, mas infelizmente é erroneamente denominado como vitamina D.

Além de toda a importância desse hormônio para a nossa saúde, gostaria de falar que grande parte da população mundial (exceto os índios, caiçaras...) está com déficit dessa substância.

Alguns efeitos desse hormônio:

- manutenção da densidade óssea, prevenção da osteoporose;
- manutenção da massa muscular, prevenção da sarcopenia;
- prevenção e tratamento de doenças autoimunes, pois é um modulador do sistema imunológico;

- auxílio do controle do metabolismo, ajudando a controlar peso, diabetes e hipertensão;
- prevenção de cânceres;
- ajuda na saúde emocional (desordem afetiva sazonal);
- controle de quase três mil genes, 10% do nosso genoma!

O hormônio vitamina D, ativando os receptores de vitamina D (VDR) presentes em todas as células, habilita-as a produzirem dois antimicrobianos intracelulares: a catelicidina e beta-defensina. Esse é mais um grande motivo para mantermos os níveis desse hormônio ótimos para nos defendermos de infecções, e não só do coronavírus!

A exposição rotineira ao sol está inversamente associada a algumas infecções, incluindo a tuberculose e as infecções agudas do trato respiratório. Vitamina D3 não só previne infecções ativando o sistema imune, como também auxilia no combate direto dessas infecções.

Uma pesquisa com mulheres menopausadas que ingeriram 2 mil U.I. de vitamina D3 por dia mostrou que elas apresentam redução de 90% nas inflamações das vias respiratórias superiores, quando comparadas àquelas que só ingeriram 400 U.I. por dia.[1]

Concordam que a deficiência desse hormônio é um problema de saúde pública e que as autoridades deveriam tomar uma providência a nível mundial?

---

1 Aloia, J.F., Li-Ng, M. "Epidemic influenza and Vitamin D", Epidemiology and Infection, 2007; 135(7):1095-98.
Canell, J.J., Vieth, R. et al. "Epidemic influenza and Vitamin D", Epidemiology and Infection, 2006;134(6):1129-40
Cantorna, M.T., Zhu, Y., Froicu, M., et al. "Vitamin D status, 1,25-dihydroxyvitamin D3, and the immune system", American Journal of Clinical Nutrition, 80(6 Suppl):1717S-20S.

RECEITA PRÁTICA

Peça a seu médico que solicite a dosagem sanguínea de 25 OH Vitamina D3.

Os valores ideais devem estar entre 50 e 80.

O paratormônio (PTH – dosagem sanguínea) também é ótimo critério para avaliar os níveis do hormônio vitamina D, e para isso, quanto mais baixo dos valores da normalidade estiver, melhor.

Converse com seu médico a respeito disso, e boa sorte!

Costumo suplementar entre 2.000 e 10.000 U.I. de vitamina D3 por dia, dependendo das necessidades individuais.

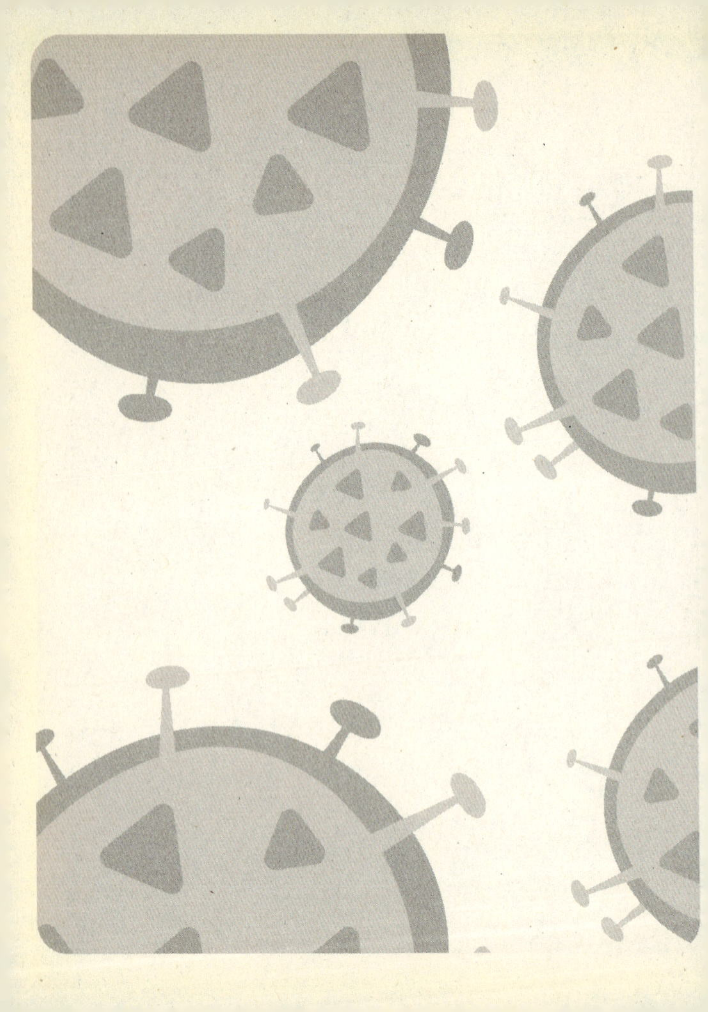

Óxido nítrico – o gás fabuloso

Moléculas gasosas sinalizadoras, produzidas em grande parte no interior dos vasos sanguíneos, e cuja concentração infelizmente começa a diminuir muito cedo, por volta dos 40 anos – isso depende dos hábitos de vida de cada pessoa.

Funções desse gás

- Nos vasos sanguíneos, inibe a formação de coágulos que obstruem os vasos, promove dilatação, melhorando o fluxo de sangue e, consequentemente, a oxigenação e nutrição de todas as células.
- Controla a pressão arterial.
- No trato respiratório, provoca broncodilatação, manutenção da ventilação/perfusão e mobilidade dos bronquíolos para eliminação de secreções.

- Age nos rins (aumentando a perfusão glomerular – filtração).
- No sistema nervoso central – aprendizado, memória, controle da dor...

No sistema imunológico, age aumentando a imunidade e inibe a replicação viral e antitumoral.

Vejamos o que mantém esse gás em níveis adequados para obtermos tantos benefícios, além da prevenção de viroses (coronavírus).

Como mantê-lo em bons níveis?

- Evitar uso indiscriminado de antibióticos;
- não utilizar enxaguantes bucais;

Eles destroem a flora bucal, importante para a sua produção.

- evitar os inibidores de bomba de prótons de uso prolongado, pois diminuem a produção de ácido clorídrico (omeprazol, lansoprazol, pantoprazol, esomeprazol...);

- comer muitos vegetais crus, pois as fibras são probióticos, alimentos para as boas bactérias;
- diminuir o consumo de carne vermelha;
- praticar atividade física;
- investir no consumo de alimentos ricos em nitrato (matéria-prima de óxido nítrico), como couve, beterraba, espinafre, de preferência crus.

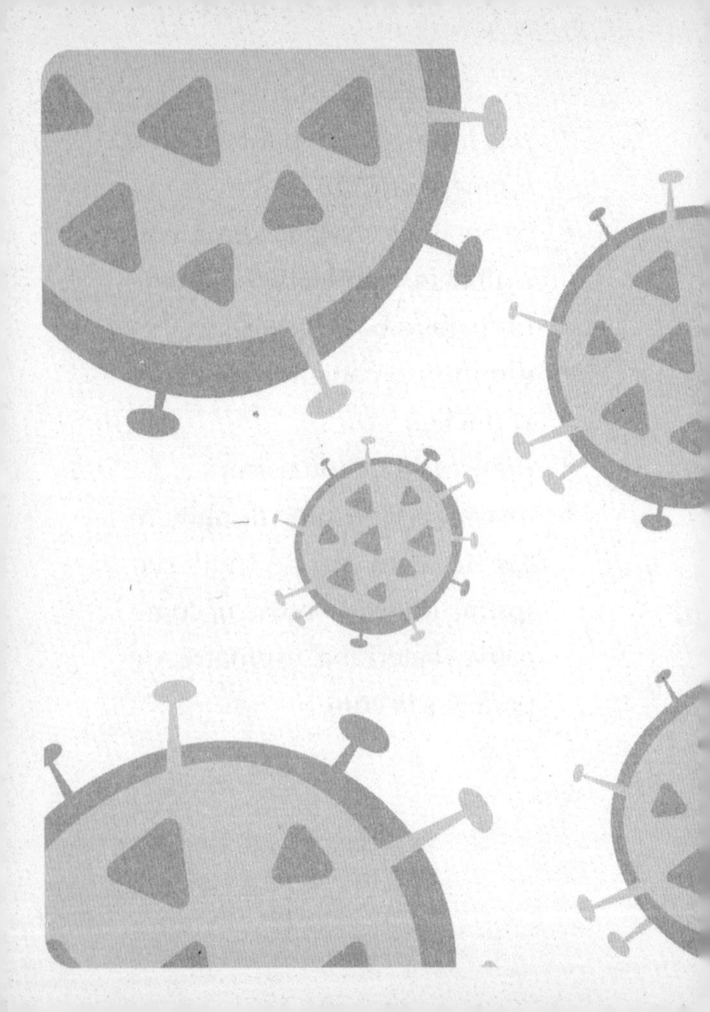

Os antibióticos naturais: nutracêuticos para a melhora da imunidade

Os nutracêuticos, mais conhecidos como suplementos alimentares, têm papel crucial para equilibrar nosso sistema imunológico e também a nossa saúde em geral. Eles são produtos manipulados com dosagens específicas que normalmente não conseguiríamos viabilizar apenas por meio da alimentação. Portanto, aliar a suplementação com uma alimentação de qualidade é a melhor receita para ter boa saúde no longo prazo.

Existem milhares de estudos científicos disponíveis comprovando a importância desse casamento de sucesso. Além de terem basicamente zero efeitos controversos quando comparados às drogas (medicamentos), são uma maneira prática de obtermos meios eficientes e seguros para utilizar na prevenção de epidemias, entre elas o coronavírus, como também para tantas outras que aí estão e ainda estarão por vir.

A Organização Mundial da Saúde diz que o câncer será a primeira causa de morte no mundo até 2030, ultrapassando as doenças cardiovasculares! O INCA (Instituto Nacional do Câncer) prevê o diagnóstico de mais de 500 mil novos casos de câncer somente neste ano de 2020 no Brasil! Essa também não é uma pandemia? Talvez a mais terrível do planeta? E o que nos tem sido oferecido para a prevenção? Deixo aqui uma reflexão: você considera a realização rotineira de exames para detecção em fase precoce suficiente? Ou preferiria nunca desenvolver essa doença e, consequentemente, nunca identificar um câncer, mesmo em fase inicial? Deixo para você decidir qual caminho quer seguir.

Agora, vamos ao que interessa. Conheça quais são os principais suplementos para melhorar sua imunidade:

Vitaminas

- Vitamina A

Dose recomendada: 1.500 a 5.000 U.I. ao dia.

- Vitamina C

Dose recomendada: 250 mg a 1 g ao dia.

Utilizar sempre em conjunto com a vitamina E – mas a vitamina E completa, como a que encontramos na natureza, com todos os tocoferóis e tocotrienóis.

A maioria dos suplementos disponíveis contém só a fração de alfa-tocoferol. A forma completa é encontrada como "mix de tocoferóis e tocotrienóis".

A fração gamatocoferol e os tocotrienóis são os mais importantes para o sistema imunológico. Obs.: sempre que utilizar a suplementação de ácido ascórbico (vitamina C), associar à vitamina E, para diminuir a formação de ascórbila, um radical livre no qual a vitamina C se transforma após sua metabolização.

Mix de vitamina E de 200 a 400 U.I. ao dia.

- Complexo B

Todas as vitaminas desse complexo são importantíssimas para o metabolismo e homeostase do organismo. Pesquise por "alimentos ricos nessas vitaminas" e coma-os rotineiramente.

Minerais

- Zinco

Responsável por centenas de reações enzimáticas em nosso organismo e bem estudado pelo seu poder imunoestimulante, como preventivo e até curativo de infecções virais.

Sugestão de dose preventiva de 10 a 30 mg por dia.

Sempre utilizá-lo associado ao cobre, 1 mg de cobre para cada 20 mg de zinco.

- Magnésio

Participa em mais de trezentas reações bioquímicas, inclusive na produção de óxido nítrico. Importante saber que grande parte da população mundial está com déficit intracelular desse mineral.

Dica importante: leia o capítulo sobre esse mineral no livro *Os segredos da longevidade* (Citadel, 2019).

O estresse cotidiano aumenta o consumo do nosso já escasso magnésio em 30%.

- Selênio

Na forma de metil selenocisteína.

Dose recomendada: 100 mcg (microgramas) ao dia.

Alimentos ricos nesse mineral são as oleaginosas, nozes, macadâmia, castanha-do-pará.

Obs.: as fórmulas para suplementação de vitaminas e minerais devem ser feitas por um profissional da saúde, respeitando a individualidade bioquímica, para evitar superdosagem!

Nutrientes e fitoterápicos

- Colostro (lactoferrina bovina)

Composto por imunoglobulinas, anticorpos, lactoferrina, glicoproteínas, citoquinas como IL – 1, IL – 6 e interferon Y.

Dose recomendada: de 500 mg a 1 g uma ou duas vezes ao dia em cápsulas de dissolução entérica. Tomar 1 cápsula, duas vezes ao dia.

- Sulforafano

(Brassica Oleracea)

Aquela substância que descrevi a vocês anteriormente na família de crucíferos (imunoestimulante, antiviral e antibacteriana).

Dose recomendada: 250 mg, uma ou duas vezes ao dia.

Sugestão: coma diariamente alimentos dessa família.

- Astragalus membranaceus

70% de polissacarídeos, estimula a imunidade, aumenta interferon alfa e gama e interleucina 2.

Dose recomendada: 250 a 500 mg, duas vezes ao dia.

- Allium Sativum
(extrato seco)

Aumenta a imunidade por ativar macrófagos e células *natural killers*. Estudo mostrou em laboratório que o Allium inibe o crescimento de 22 microrganismos diferentes.

- Ganoderma Lucidum (Reishi ou Lingzhi)

Cogumelo popular na Ásia, usado há mais de quatro mil anos como promotor de saúde. Rico em triterpenoides que estimulam a produção de energia (adenosina trifosfato) pelas mitocôndrias, contém beta-glucanos que modulam o sistema imunológico, têm ação antiviral e antibacteriana. Também são ótimos probióticos, alimento para as boas bactérias intestinais.

Dose recomendada: 500 mg a 1 g ao dia.

- Epigalocatequina
Galato

Polifenol abundante no chá-verde ou preto. Efeito antioxidante, antiviral, antibacteriano e antifúngico.

Dose recomendada: 200 mg a 500 mg ao dia.

- Cúrcuma (extrato padronizado com 95% de curcuminoides)

Diversos estudos mostram potente ação imunomoduladora da cúrcuma, que atua no aumento da resposta celular (previne câncer e infecções virais) e na imunidade humoral, além de aumentar a produção de anticorpos.

Dose recomendada: 500 mg, duas ou três vezes ao dia.

Para aumentar a absorção da cúrcuma é importante a associação do princípio ativo da pimenta (piperina 10 mg) ou comer uma pitadinha de pimenta diariamente.

- Agaricus Blazei
  (cogumelo-do-sol)

Rico em Beta-glucano 1,3 e 1,6, estimula imunidade celular, aumenta interleucina 12 e atividades das células *natural killers*, além de aumentar a resistência a infecções virais e bacterianas.

Dose recomendada: 500 mg a 1 g, duas a três vezes por dia.

Suplemento também encontrado no mercado como "Beta-glucan plus", com beta-glucana proveniente de aveia e de leveduras.

Dose recomendada: 50 a 200 mg, uma ou duas vezes ao dia.

- Epicor®

Ativo obtido da fermentação do *Saccharomices Cerevisae*, potencializa a produção das células *natural killers* (células do nosso sistema imunológico "matadoras de invasores" – patógenos). Aumenta a produção de imunoglobulina A secretora e reduz os linfócitos T supressores (CD8), com comprovada ação preventiva de infecções de vias aéreas superiores.

- Olive Leaf (extrato padronizado com 20% de oleuropeínas)

Extrato concentrado de folhas de oliveira, rico em oleuropeínas, que no nosso organismo são convertidas em ácido elolênico na forma de elonato de cálcio, que interrompe o processo de replicação de diversos patógenos, entre vírus, bactérias e fungos.

Dose recomendada: 250 a 500 mg, uma ou duas vezes ao dia.

- Timomodulina

Faz imonumodulação bidirecional, tanto da medula óssea quanto do sistema imunológico circulante (mielo e imunomoduladora).

Dose recomendada: 50 a 100 mg, uma ou duas vezes ao dia.

- Alcaçuz
  (Glycyrriza Glabra/Licorice)

Constituído por mais de 20 triterpenoides, quase 300 flavonoides, poliamidas, óleos essenciais, alcaloides e polissacarídeos.

Tem vários efeitos farmacológicos:

Estímulo do sistema imunológico por meio do aumento da função dos macrófagos (células do sistema imunológico que englobam e destroem os patógenos – fagocitose) e células *natural killers*. Como o próprio nome diz, assassinam os micróbios, têm efeito anti-inflamatório, antialérgico e antiviral.

Dose recomendada: 250 a 500 mg, uma ou duas vezes ao dia.

Sugestão de fórmulas para aumento e/ou modulação da imunidade

Sulforafano ____________________ 200 mg
Glicirrizina ____________________ 200 mg
Allium Sativum (extrato seco) __ 200 mg

1 cápsula, duas vezes ao dia.

Timomodulina ________________ 50 mg
Epicor _________________________ 50 mg
Beta-glucana Plus _____________ 50 mg
Olive Leaf ext (20% Oleuropeína) 150 mg
Ganoderma Lucidum __________ 250 mg

1 cápsula, duas vezes ao dia.

Colostro _____________________ 150 mg
Epigalocatequina Galato ________ 200mg
Cúrcuma 95% ___________________ 200 mg
Piperina _________________________ 10 mg

1 cápsula, duas vezes ao dia.

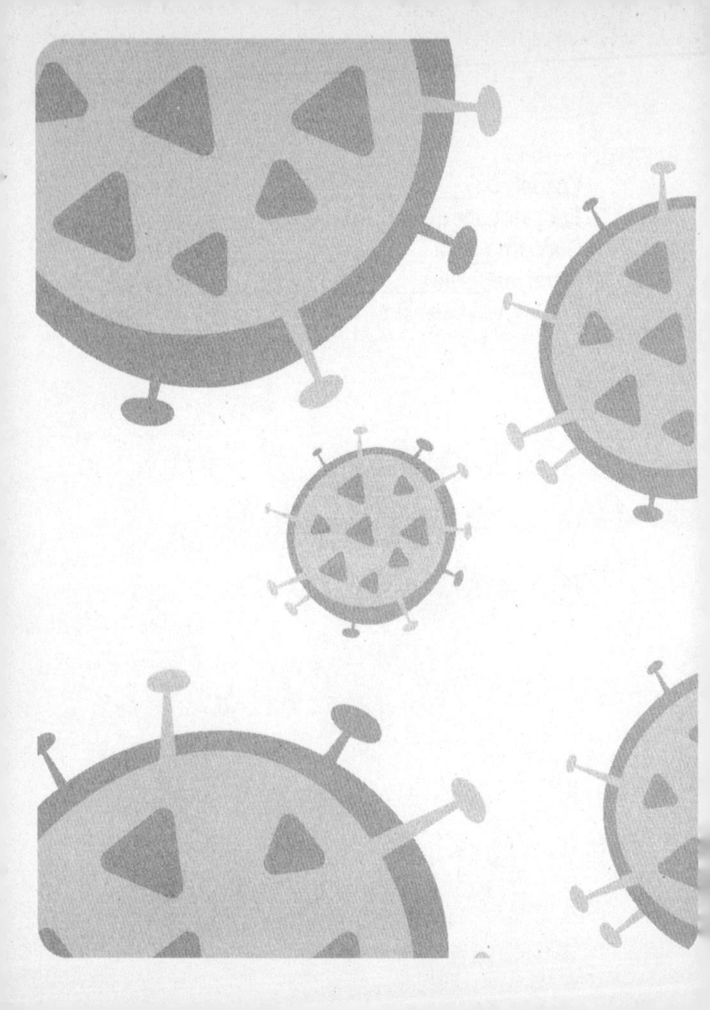

Microbiota: a arma mais poderosa do sistema imunológico

Nosso genoma humano, quando sequenciado em 2003, mostrava que tínhamos um número muito pequeno de genes (mais ou menos 30 mil), a mesma quantidade encontrada em um pé de arroz ou em um verme.

Sempre faço esta pergunta: mas como, com tão poucos genes, nossa espécie é a mais evoluída do planeta?

Descobrimos essa resposta em 2013, quando foi concluído o projeto do microbioma humano, que mostrava o sequenciamento genético dos microrganismos que se especializaram por milhares de anos para conviver conosco e nos habitar. Era constituído por mais de 5 milhões de genes, e a associação/combinação/interação desses 5 milhões com nossos 30 mil genes é o que fazia de nós os humanos que somos.

Então imaginem a importância dessa microbiota (anteriormente chamada de flora intestinal), que começou a ser estudada muito recentemente, para a saúde e a vida. Pensando em imunidade, 60% do nosso sistema imunológico pertencem ao intestino e dependem da composição e boa convivência dessas criaturas.

Acredito que o futuro da medicina será prevenir e tratar doenças administrando probióticos específicos para cada tarefa, e não utilizando/abusando indiscriminadamente de antibióticos, que matam os invasores, mas também as nossas defesas (a microbiota), nos predispondo a inúmeras doenças e infecções sobre as quais deveríamos resistir naturalmente. A OMS pontua também como uma das causas do coronavírus a utilização abusiva de antibióticos, que destroem nossa microbiota e diminuem a imunidade.

Os prebióticos e probióticos

Os prebióticos são fibras que alimentam as boas bactérias do intestino. Os probióticos são bactérias benéficas que vivem no intestino e melhoram a saúde geral do organismo: facilitam a digestão e a absorção de nutrientes e fortalecem o sistema imunológico.

Dê preferência para uma nutrição baseada em plantas, pois é nos vegetais que estão as riquezas das fibras.

Suplementos prebióticos (fibras)

- F.O.S (fruto oligossacarides)
- Inulina
- Polidextrose
- Ágar-ágar (hemicelulose mucilaginosa extraída de algumas espécies de alga)
- Pectina
- Psyllium
- Chia
- Ganoderma Lucidum

Sugestão de fórmula eficiente com bom custo/benefício

F.O.S ________________________ 100mg
Inulina ______________________ 200mg
Polidextrose ________________ 100 mg
Ganoderma Lucidum __________ 100 mg

Tomar 1 cápsula via oral, uma ou duas vezes ao dia.

Dica: utilizar chia (*Salvia Hispanica*) como prebiótico. Coloque uma quantidade das sementes em água para hidratar e coma duas ou três colheres de sopa ao dia.

Obs.: ótima fonte também de proteína vegetal – 20% do peso da chia.

Receitas de probióticos

Entre inúmeras outras funções, como a produção de vitaminas – como a K e do complexo B –, a desconjugação dos sais biliares, a produção de ácidos orgânicos, ainda ajuda na detoxificação de metais pesados e de outras toxinas. As boas bactérias produzem antibióticos endógenos naturais (bacteriocinas) e aumentam a produção de anticorpos intestinais, assim atuando como imunoestimulantes.

Alimentos ricos em probióticos, como iogurte natural, kefir, alimentos fermentados e chucrute, são importantes fontes de probióticos. Aprenda a fermentar alimentos e consuma uma porção diariamente. Varie os fermentados semanalmente.

Segue relação dos probióticos com maior efeito na melhora da imunidade:

- Lactobacilos Rhamnosus
- Lactobacilos Acidophilus
- Lactobacilos Bulgaricus
- Lactobacilos Casei
- Lactobacilos Paracasei
- Lactobacilos Del Brueckii
- Lactobacilos Johnsonii
- Lactobacilos Reuteri
- Bifidobacterium Bifidum
- Bifidobacterium Brevis
- Bifidobacterium Lactis
- Enterococus Faecium

Essas bactérias têm ação comprovada cientificamente em várias outras condições, como prevenção de diarreias pela utilização de antibióticos, diarreia por rotavírus, alergias e intolerâncias alimentares, asma, rinite, síndrome do intestino irritável, doença de Crohn, retocolite, combate ao H. Pylori, candidíase, controle do colesterol, estresse, depressão, ansiedade.

Sugestão de fórmula de probióticos para melhorar a imunidade e saúde como um todo:

Lactobacilos acidophilus__________ 1 bilhão de U.F.C.
Lactobacilos Bulgaricus________500 milhões de U.F.C.
Lactobacilos Rhamnosus__________ 1 bilhão de U.F.C.
Lactobacilos Casei ____________500 milhões de U.F.C.
Lactobacilos Del Brueckii ______500 milhões de U.F.C.
Lactobacilos Johnsonii ________500 milhões de U.F.C.
Lactobacilos Reuteri __________500 milhões de U.F.C.
Pool de Bifidobactéria__________ 1,5 bilhão de U.F.C.
Enterococus Faecium_____________ 1 bilhão de U.F.C.
Tomar uma cápsula ao dia.

Utilize cápsulas de liberação entérica para que esses bacilos não sejam liberados no estômago, onde poderiam ser mortos pelo ácido clorídrico. O melhor horário para se tomar esses probióticos é antes de dormir.

Se não fosse pelo custo, gostaria que todos utilizassem uma, duas ou até três cápsulas dessas por noite!

Uma sugestão boa para quem já tem uma dieta saudável, rica em fibras (vegetais – prebióticos), seria utilizar uma cápsula ao dia, por um ou dois meses, para restabelecer a flora. Depois do uso contínuo, para manter a flora, uma cápsula três vezes por semana.

Utilizar junto com a cápsula de prebiótico sugerida.

Agora que viu a importância desse ecossistema para a vida, compreendeu que esse é o pilar para a prevenção e a saúde?

"Invista em sua microbiota"

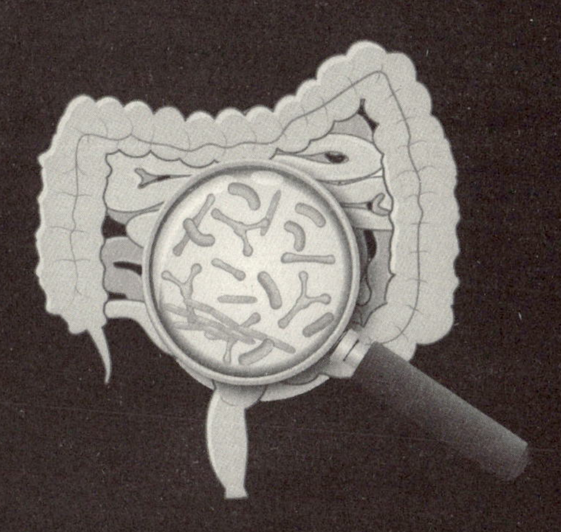

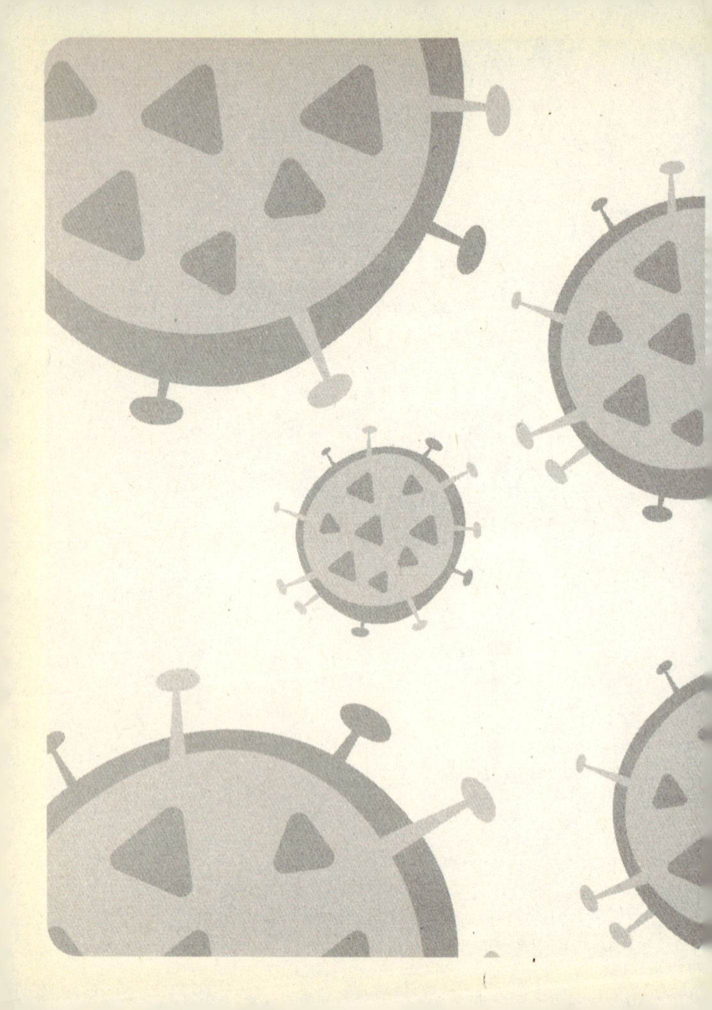

Hidratação

Mantenha-se sempre hidratado. Seu corpo é 70% água. Seu sangue e seu sistema linfático, responsáveis por carregar o seu exército de defesa (células do sistema imunológico), são compostos por mais de 80% de água!

A quantidade de água diária varia de indivíduo para indivíduo em função de suas atividades cotidianas – se é sedentário ou exerce trabalho que exige esforço, ao ar livre, ou passa o dia todo sob ar-condicionado, come poucos vegetais e frutas ricos em água, e outras variáveis. Mas uma quantidade média ideal fica entre 25-35 ml por quilo de peso ao dia. Exemplo: uma pessoa de 70 kg tomando 30 ml por quilo, deve tomar 2 litros de água por dia.

Tome água antes de sentir sede, crie o hábito. E água é água!! Não é chá, suco natural, sucos de caixinha, refrigerantes... Você lava sua roupa, carro, limpa a casa com essas outras coisas que não água?

Sue uma camisa ao dia

Oxigene-se, movimente-se!

Trinta minutos de caminhada por dia já é muito bom. Inúmeros estudos demostram a importância da atividade física para a prevenção de doenças e manutenção da saúde (não deixe de ler o capítulo sobre oxigenoterapia no livro *Os segredos da longevidade*).

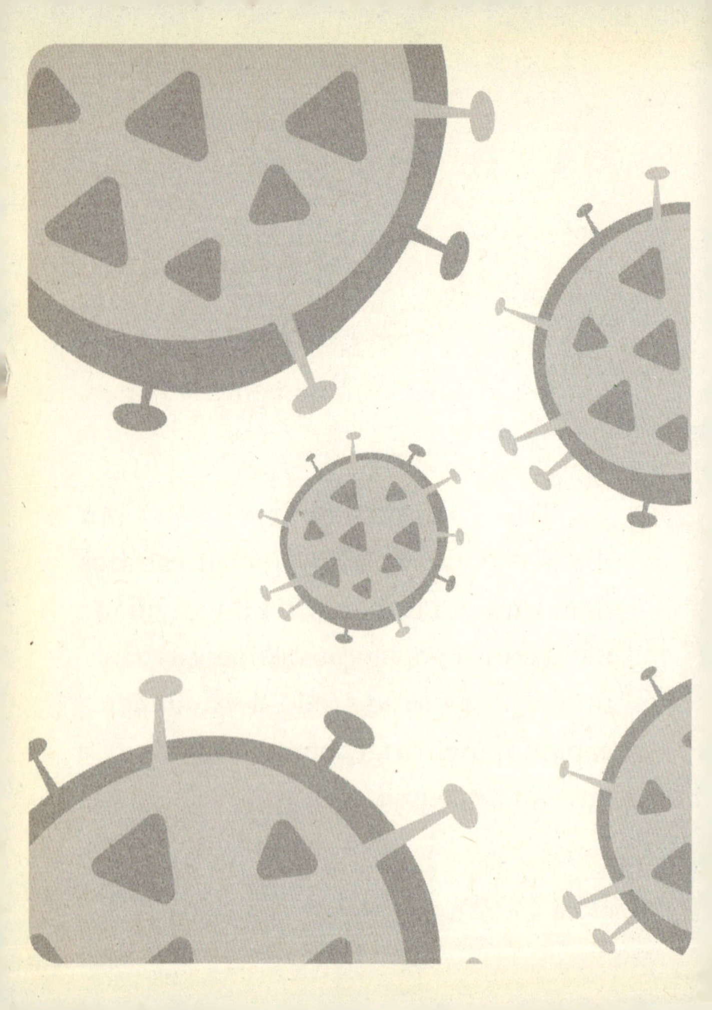

Oxigenoterapia ativada

Estamos falando aqui da ozonioterapia, ferramenta importantíssima na prevenção de doenças e tratamento utilizado no mundo há mais de um século.

Sua utilização e benefícios são reconhecidos em vários países, como Alemanha, Canadá, França, Itália, Hungria, Japão, Israel, Rússia, México, Polônia, Cuba, além de diversos estados americanos (Alasca, Califórnia, Nova

York, Texas e Washington). Em nosso país ainda não está liberado para utilização médica.

Se procurarmos por publicações científicas, encontraremos mais de 500 mil artigos atestando os benefícios e a segurança dessa barata e simples terapia. Como atua esse oxigênio ativado:

- Aumenta a produção de antioxidantes endógenos (próprios do nosso corpo, como glutationa, superóxido dismutase e catalase), controlando o estresse oxidativo que se encontra presente em todas as doenças crônicas degenerativas.

- Estimula a liberação do oxigênio preso às células vermelhas do sangue para que entre nas células e gerem a energia de vida (ATP adenosina trifosfato) nas mitocôndrias.

Quando aumenta a sua energia disponível, aumenta sua capacidade para exercer qualquer tarefa: detoxificar, melhorar sua imunidade, cicatrizar mais rápido suas lesões, curar suas feridas e queimaduras.

Mas há outras funções ainda muito importantes dessa terapia e que se relacionam diretamente com o assunto abordado neste livro.

O ozônio é um biocida universal, com ação antibacteriana, antiviral e antifúngica, com o detalhe de não produzir germes resistentes nem destruir nossa microbiota.

- Zero efeito colateral
- Alta eficiência
- Custo baixo
- Não polui o meio ambiente

Seria um sonho ter um equipamento desses em cada unidade de saúde para algumas sessões, que não levariam 1 minuto, nas quais seria usado oxigênio ativado por um equipamento barato, inserindo a dose exata para cada pessoa em seringas e através de uma cânula de silicone fina como uma carga de caneta esferográfica, injetada no reto do paciente. Esse gás, através da veia porta, se espalha por toda a circulação, trazendo todos esses benefícios.

Existiria momento mais estratégico do que esses períodos de epidemia ou pandemia que vivemos para realizar um enorme estudo com essa terapia e nos surpreendermos com seus resultados? Não seria o fim da pandemia, mas talvez fosse um importante auxiliar para uma melhor evolução clínica.

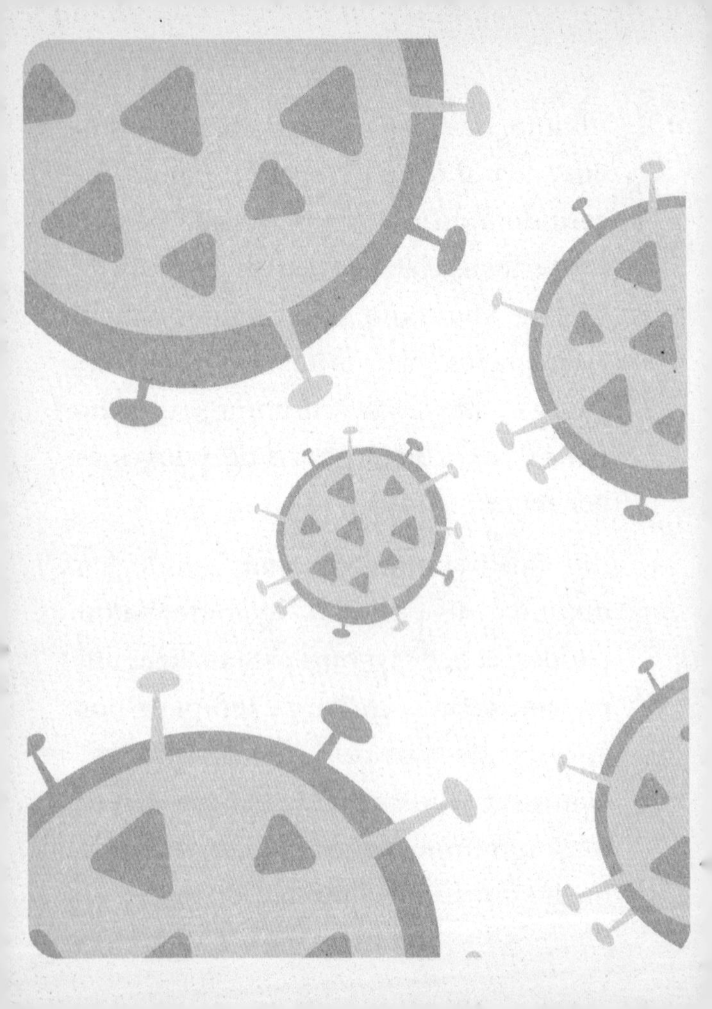

Controle o estresse

Os agentes estressantes podem ser físicos (luz, calor, frio, fumaça, drogas em geral, agentes infecciosos) ou psicológicos (perda de integridade, divórcio, desemprego, medo, angústia, ansiedade etc.).

Inúmeros estudos enfatizam a importância do controle do bem-estar físico e psicológico, pois a forma como nos relacionamos com o estresse pode estabelecer a diferença entre saúde e doença, vida e morte.

O sistema imunológico, responsável pela defesa do organismo contra infecções, células tumorais, é o mais afetado nas situações de estresse, de maneira que ficamos mais sujeitos a várias infecções.

O estresse tem efeito na alimentação, modificando o metabolismo de vários nutrientes, como vitaminas do complexo B, vitamina C, cálcio, magnésio, zinco, etc. E esses minerais em falta têm alto impacto na função do sistema imunológico.

Procure, então, equilibrar sua vida emocional. Ela está diretamente associada ao funcionamento do seu corpo e tem reflexos físicos diários.

Resumo final

Siga todas as orientações das autoridades sanitárias e da Organização Mundial da Saúde quanto a higiene pessoal, mãos, limpeza de superfícies. Evite se expor e expor o próximo. Cuidado com os contatos pessoais, aglomerações, tosse, espirro. Não leve a mão à boca, aos olhos e nariz.

Tudo isso vocês cansam de ouvir em todos os veículos de comunicação. O importante é tornar hábito e praticar todos os dias do ano, pois esse Covid-19 logo se autolimitará, mas essas medidas simples nos protegem também de todas as outras infecções do trato respiratório que enfrentamos atualmente – e das várias que hão de vir.

Atenção à dieta, à nutrição, à hidratação, à oxigenação, à microbiota, à utilização de suplementação aqui orientada, e lhe garanto, pelo que vivi nos últimos quarenta anos de prática médica, que esse é o único caminho para a saúde plena e longevidade com qualidade de vida.

Epílogo

É importante que tenham compreendido a importância da medicina integrativa funcional na prevenção e no tratamento das doenças. Obviamente que, em alguns casos, principalmente em pacientes mais idosos, imunocomprometidos e portadores de outras doenças crônicas, precisaremos intervir mais intensivamente com suporte respiratório, oxigenoterapia, manutenção do estado hemodinâmico, unidades de terapia intensiva, entre outros cuidados mais extremos.

Não podemos deixar de reverenciar também o esforço maravilhoso dos nossos cientistas na busca de vacinas e tratamentos específicos. Isso, somado ao cuidado individual de cada ser humano, também responsável por fazer a sua parte, fará com que a evolução desses quadros graves e até o risco de morte pelo Covid-19 e por qualquer outra pandemia sejam cada vez mais raros.

Seguindo simples critérios de se expor e expor também o próximo ao mínimo de contaminação, cuidar de seu sistema imunológico adequadamente e lembrar também da importância do seu equilíbrio emocional para isso, sua possibilidade de contaminação e de desenvolver a doença do coronavírus, qualquer outra doença infecciosa e outras doença crônico-degenerativas diminui exponencialmente, além de melhorar sua saúde como um todo, trazendo longevidade com qualidade de vida.

Provavelmente, com seu sistema imunológico modulado, muitos poderão até contrair essa infecção, mesmo sem ter os diagnósticos feitos, pois passarão despercebidos, com sintomas semelhantes aos de um resfriado comum, e se restabelecerão muito rapidamente.

Pense em você e no próximo. Consciência planetária. Evite sobrecarregar os hospitais ao sentir os menores sintomas. Lembre-se de que lá é o local muito próprio para se contaminar com o coronavírus, ou agentes muito mais perigosos que ele e que o próprio vírus do qual você está acometido. Deixe esse espaço e reserve o direito de pessoas mais necessitadas, como os idosos, receberem atendimento.

Para obter informações mais completas dos temas aqui abordados, sugiro a leitura do livro *Os segredos da longevidade*, e não deixem de acessar o canal do YouTube dredmondsaabjunior.

Com minha estima de muita
saúde e paz!

— *Edmond Saab Junior* —

“Tudo de que é preciso para o mal prosperar é que os homens de bem nada façam.”

– Edmund Burke –

Referências

Ronsein, G.E., Dutra, R.L., Silva, E.L. et al. "Influência do estresse nos níveis sanguíneos de lipídios, ácido ascórbico, zinco e outros parâmetros bioquímicos" Acta bioquímica clinica latino-americana, 2004;38:39-46.

van der Hoek, L., Pyrc, K., Jebbink, M.F. et al. "Identification "Identification of new human coronavirus" Natural Medicine 2004;10(4):368-73.

Saab Jr., E. Manual do proprietário. 2ª ed. São Paulo: Alfabeto, 2016.

Saab Jr., E. Os segredos da longevidade. Porto Alegre: Citadel, 2019.

Felippe Jr., J. Oncologia médica: fisiopatogenia e tratamento. São Paulo: Sarvier, 2018.

Informações técnicas sobre nutracêuticos fornecidas por Essentia Pharma.

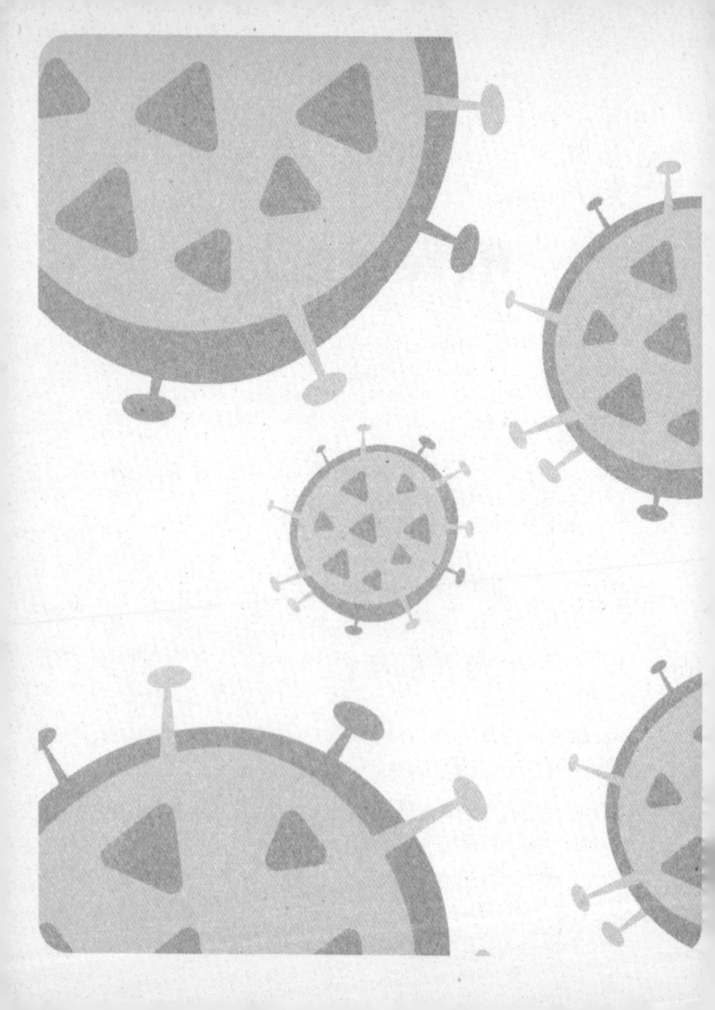

Leia também:

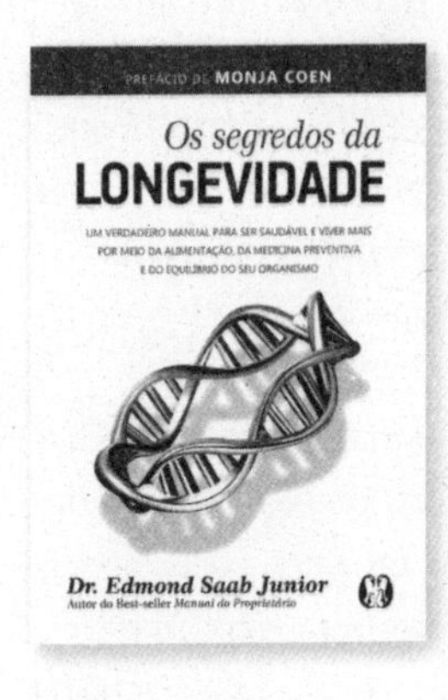

"Cura é sensibilidade,
ciência, crença e amor."

Criei este livro para ser um manual do usuário porque não apenas a tecnologia precisa de um guia; a máquina humana também requer seu manual de instruções. Iniciei o primeiro livro com uma frase que não canso de repetir, e quem é meu paciente conhece muito bem: "Não existe um milhão de causas para um milhão de doenças diferentes". Cuidando de meia dúzia de situações, somos capazes de prevenir, curar ou ao menos melhorar grande parte das doenças. A questão é: como conscientizar pessoas tão vulneráveis a um modelo de saúde que não pensa em curar a causa, mas apenas o sintoma?

Reflitam sobre esta frase do filósofo Edmund Burke: "Tudo o que é preciso para o triunfo do mal é que as pessoas de bem nada façam".

Mesmo caminhando por trilhas difíceis, continuo minha jornada pela prevenção. Criar diretrizes para manter a saúde, e não somente os protocolos da indústria para tratar as doenças, é o objetivo de *Os segredos da longevidade*.

Este livro apresenta novos estudos e constatações para que todos possam usufruir dessas informações em prol da sua saúde integral: uma nova consciência sobre o funcionamento da máquina e como tirar o máximo de proveito dela, abastecê-la com o que há de melhor e conseguir uma alta performance, eliminar o que prejudica o seu funcionamento, ajustar todas as engrenagens e fortalecer seu sistema. Com ajustes e prevenção, essa maravilhosa e perfeita máquina terá mais longevidade e, acima de tudo, qualidade de vida enquanto está em funcionamento.

Muitas vezes, quando me deparo com alguns casos, percebo que a máquina já está muito debilitada e os resultados poderiam ser muito melhores se a intervenção tivesse sido realizada precocemente.

Nessas horas me pergunto: por que não usarmos então a medicina preventiva, desde a gestação, depois aplicá-la ao recém-nascido, à criança, ao adolescente, ao adulto, ao idoso, e assim por diante?

Vamos pensar na origem da vida: gestantes com hábitos saudáveis, nutrição adequada, suplementação de minerais, vitaminas, ômega 3, antioxidantes e prática de atividade física. Será uma gravidez sadia, com menos diabetes gestacional, hipertensão, pré-eclâmpsia, entre outras.

Gestantes com níveis ótimos de ômega 3 e iodo, por exemplo, geram bebês mais saudáveis e inteligentes, dados comprovados por inúmeros trabalhos científicos. Criados com uma alimentação correta e medicina preventiva, esses bebês se tornarão adultos mais saudáveis e inteligentes. Sim, trata-se de melhoria genética! Todos esses fatores associados a uma educação com o objetivo de gerar seres criativos, com saúde e inteligência emocional, mais recursos e valores morais, resultariam em uma nova humanidade, composta por seres que são capazes de comandar seus pensamentos e ações, que encontram felicidade e alegria nas artes, nos esportes, no conhecimento, nos relacionamentos e, principalmente, dentro de cada um.

Talvez seja um sonho, mas é isso o que espero, é para isso que estudo e é o que pretendo levar para cada pessoa que tenho a oportunidade de conhecer.

Por que criei este manual?

O fato é que não temos um modelo de saúde. Criamos estratégias e diretrizes para tratar as doenças, os sintomas, e não as causas. Pior que isso, essas medidas são criadas por interesses da indústria. Hoje, com tantas informações disseminadas, quem de vocês já não leu, nas mais variadas mídias, sobre esses interesses? Não são lendas, são fatos.

A ressaca te pegou, tome "xxxx" e ela passa. Está com dor de cabeça, engula o remédio "yyyy" que a dor vai embora, e assim por diante. No final do comercial, extremamente rápido e com locução quase incompreensível, o locutor informa: se os sintomas persistirem, procure um médico.

Isso sem falar nos tais produtos da indústria alimentícia, como os biscoitos saudáveis enriquecidos com vitaminas, sucos deliciosos, com poucas calorias e ricos em minerais, ou o macarrão que fica pronto em três minutos. Existem até as margarinas ricas em ômega 3 e fitosteróis, para a saúde do seu coração, aprovadas por associações médicas! É muito assustador!

O que proponho é criarmos diretrizes para manter a saúde.

Criei esse manual por não mais suportar ver o aumento da incidência de doenças crônico-degenerativas como obesidade, diabetes, hipertensão, infarto do miocárdio, acidente vascular cerebral, artroses, depressão, doenças autoimunes, demências, câncer... Pensava na nossa ineficiência médica em prevenir essas doenças ou tratá-las. "Tratando os sintomas, e não as causas, estamos tapando o sol com a peneira."

Acompanhem algumas situações corriqueiras:

– As dores das artrites e artroses são tratadas com anti-inflamatórios, corticoides que melhoram por algum tempo o desconforto, mas o processo causador degenerativo continua atuando até essas articulações apodrecerem e serem substituídas por próteses!

– A gastrite, o refluxo gastroesofágico, a azia são tratados com antiácidos à base de alumínio, causando doenças neurodegenerativas. Os bloqueadores da bomba de prótons, como o omeprazol, o lanzoprazol, o esomeprazol, que interrompem a produção de ácido clorídrico, levam à desnutrição e à proliferação bacteriana no tubo digestivo.

– O uso indiscriminado de diuréticos em qualquer tipo de hipertensão provoca a privação de vários minerais desnecessariamente, causando as mais diversas alterações no organismo, inclusive o câncer! Pesquisem sobre a enorme associação da utilização do diurético hidroclorotiazida e o câncer de pele.

– Diabéticos recebem medicação para aumentar a produção de insulina, sem nunca terem sido submetidos a exames de dosagem desta em jejum. Muitos diabéticos têm produção excessiva de insulina e não precisam dessas medicações, e sim de outras aliadas a alguns minerais que otimizam a utilização da insulina. Mas em vez dessa verificação, controlam-se somente as taxas glicêmicas, ignora-se a oxidação, a inflamação, a glicação, e o sistema continua desmoronando, destruindo as artérias e nervos desses milhões de pessoas e levando a amputações, cegueira, insuficiência renal, disfunção erétil, infartos e derrames.

Estou citando alguns casos para que vocês, leitores, tenham uma ideia, ao avançar no livro, de que esses exemplos são apenas a ponta do iceberg. Ou vocês acreditam que, de repente, ao acordarmos pela manhã, descobrimos que estamos com diabetes, hipertensão, câncer, entre outras doenças? Ou, ainda, que ficamos doentes por falta de medicamentos?

A resposta é não. A doença vem, muitas vezes silenciosa, amadurece por anos ou décadas, até eclodir! E o pior é que poderíamos saber disso e prevenir muito tempo antes, sem passar por tanto sofrimento. Puxa, por que nossas mães não colocavam um pouquinho de remédio para diabetes e/ou hipertensão dentro de nossas mamadeiras? Ou então a mamãe já deveria tomar alguns remedinhos no final da gestação, para nos passar através da amamentação, para prevenir que não ficássemos diabéticos ou hipertensos, não é?

Agora, deixando um pouco a ironia de lado, faço aqui um alerta: o que de fato estamos fazendo é aguardar que quebremos as pernas, para comprar muletas ou uma cadeira de rodas elétrica, de preferência, em vez de cuidar dos ossos e nunca precisar usar esses acessórios. Pensem sobre isso!

Reflitam sobre este estudo realizado na Califórnia em 2018. Foram alocados, em salões de barbeiro, enfermeiras e farmacêuticos, orientados por médicos, para que aferissem a pressão arterial dos clientes e, se necessário, lhes prescrevessem.

Ao final de um ano de acompanhamento, observaram que 90% dos pacientes se mantinham ainda em tratamento e que suas pressões estavam mais baixas.

Concluíram que é muito importante cuidar de pacientes portadores de doenças crônicas de uma forma bem próxima, de preferência, na própria comunidade deles. Realmente triste!

O que fizeram para que essas pessoas não tivessem desenvolvido a hipertensão? Impediram que fossem bombardeadas com propagandas de fastfood, Coca-Cola, nuggets etc.? Orientaram essas pessoas a se nutrirem e a se exercitarem corretamente?

O mais provável é que estivessem estudando estratégias para recrutar o máximo possível de clientes para a indústria farmacêutica.

Até o final desta leitura, vocês vão encontrar soluções para todas essas questões, e faço votos de que possam aproveitar muito cada informação e aplicar no dia a dia, pelo amor, e não pela dor.

Vou exemplificar para todos vocês, em todas as especialidades e nas mais diversas doenças, os benefícios que ocorrem quando se deixa de usar apenas uma ferramenta (drogas) e passa-se a tratar as causas, utilizando várias ciências como a nutrologia clínica, a bioquímica médica, a prática ortomolecular, a fitoterapia, a biofísica, a homeopatia, a homotoxicologia, a medicina tradicional chinesa, complementando e integrando todos os tratamentos.